CONTRIBUTION

A LA

CHIRURGIE DU CANAL HÉPATIQUE

D'APRÈS TROIS CAS PERSONNELS

ET LES

TRAVAUX LES PLUS RÉCENTS

PAR

H. DELAGÉNIÈRE (du Mans),
Ancien Interne en Chirurgie des Hôpitaux de Paris,
Membre correspondant de la *Société de Chirurgie* de Paris
et de la *Société d'Obstétrique* et de *Gynécologie,*
Lauréat de l'Académie de Médecine (Prix Laborie).

Avec 8 figures dans le texte.

PARIS
T INTERNATIONAL DE BIBLIOGRAPHIE SCIENTIFIQUE
93, BOULEVARD SAINT-GERMAIN, VI.

1904

Institut International de Bibliographie Scientifique

PARIS — 93, Boulevard St-Germain, VI — PARIS.

Ouvrages de M. le Dr Henri DELAGÉNIÈRE (Le Mans).

Statistique des opérations pratiquées au Mans en 1891. — Broch. de 12 pages. — Prix : 0 Fr. 50. — Pour nos Abonnés : 0 Fr. 40.

Statistique des opérations pratiquées au Mans en 1892. — Brochure de 20 pages, avec 4 figures dans le texte, dont une photogravure à la demi-teinte — Prix : 0 Fr. 75. — Pour nos Abonnés : 0 Fr. 60.

Statistique des opérations pratiquées au Mans en 1893. — Brochure de 11 pages. — Prix : 0 Fr. 50. — Pour nos Abonnés : 0 Fr. 40.

Statistique des opérations pratiquées au Mans en 1894. — Brochure de 11 pages. — Prix : 0 Fr. 50. — Pour nos Abonnés : 0 Fr. 40.

Statistique des opérations pratiquées au Mans en 1895. — Brochure de 15 pages. — Prix : 0 Fr. 75. — Pour nos Abonnés : 0 Fr. 60.

Statistique des opérations pratiquées au Mans en 1896. — Brochure de 16 pages. — Prix : 0 Fr. 80. — Pour nos Abonnés : 0 Fr. 60.

Statistique des opérations pratiquées au Mans en 1897. — Broch. de 16 pages. — Prix : 0 Fr. 80. — Pour nos Abonnés : 0 Fr. 60.

Statistique des opérations pratiquées au Mans en 1898. — Broch. de 28 pages. — Prix : 1 fr. 40. — Pour nos abonnés : 1 fr. 20.

Statistique des opérations pratiquées au Mans en 1899. — Broch. de 13 pages. — Paris, 1900. — Prix : 0 fr. 65. — Pour nos abonnés : 0 fr. 50.

Statistique des opérations pratiquées au Mans en 1900. — Broch. de 16 pages. — Prix : 0 Fr. 80. — Pour nos abonnés : 0 Fr. 60.

Statistique des opérations pratiquées au Mans en 1901. — Brochure de 16 pages. Paris, 1902. — Prix : 0 Fr. 80. — Pour nos abonnés : 0 Fr. 60.

Statistique des opérations pratiquées au Mans en 1902. — Brochure de 16 pages. — Prix : 0 Fr. 80. — Pour nos Abonnés : 0 Fr. 60.

Traitement de l'ouraque dilaté et fistuleux par la résection et la suture (Une Observation). — Brochure de 10 pages, avec 4 figures. Paris, 1892. — Prix : 0 Fr. 60. — Pour nos Abonnés : 0 Fr. 50.

Des opérations pratiquées sur les annexes de l'utérus pendant le cours de la grossesse (Trois Observations). Paris, 1894. — Brochure de 6 pages. — Prix : 0 Fr. 30. — Pour nos Abonnés : 0 Fr. 25.

Cholécystostomie intrapariétale et transmusculaire. Cholécystostomie temporaire (Trois Observations). — Brochure de 20 pages, avec 4 figures dans le texte. Paris, 1895. — Prix : 1 Fr. 20. — Pour nos Abonnés : 1 Fr. 05.

Contribution à l'étude de la Chirurgie de la plèvre et des lobes inférieurs du poumon (Six Observations). — Brochure de 44 pages, avec 4 Fig. dans le texte. Paris, 1894. — Prix : 2 Fr. 50. — Pour nos Abonnés : 2 Fr.

Angiome caverneux de l'avant-bras droit. Extirpation. Guérison. — Brochure de 4 p., avec 1 fig. dans le texte. — Prix : 0 Fr. 50. — Pour nos Abonnés : 0 Fr. 40

De la castration abdominale totale dans les affections septiques de l'utérus et des annexes — Brochure de 28 pages. Paris, 1894. — Prix : 1 Fr. 50. — Pour nos Abonnés : 1 Fr. 30.

Nouveau procédé de la cure radicale de la hernie crurale. — Broch. de 10 pages avec 6 fig. dans le texte. Paris, 1895. — Prix : 1 Fr. 20. — Pour nos Abonnés : 1 Fr. 05.

Pathogénie et traitement de la cystocèle inguinale (Une Observation). Broch. de 7 p. Paris, 1894. — Prix : 0 Fr. 35. — Pour nos Abonnés : 0 Fr. 30.

De l'intervention chirurgicale dans les tumeurs de la dure-mère (Une Observation). — Brochure de 24 pages avec 6 fig. dont 2 photog. à la demi-teinte. Paris, 1893. — Prix : 1 Fr. 75. — Pour nos Abonnés : 1 Fr. 50.

Des Indications de la taille hypogastrique et de la lithotritie. — Broch. de 8 p. Paris, 1894. — Prix : 0 Fr. 40. — Pour nos Abonnés : 0 Fr. 30.

CONTRIBUTION

A LA

CHIRURGIE DU CANAL HÉPATIQUE

D'APRÈS TROIS CAS PERSONNELS

ET LES

TRAVAUX LES PLUS RÉCENTS

PAR

H. DELAGÉNIÈRE (du Mans),

Ancien Interne en Chirurgie des Hôpitaux de Paris,
Membre correspondant de la *Société de Chirurgie* de Paris
et de la *Société d'Obstétrique* et de *Gynécologie*,
Lauréat de l'Académie de Médecine (Prix Laborie).

Avec 8 figures dans le texte.

PARIS
INSTITUT INTERNATIONAL DE BIBLIOGRAPHIE SCIENTIFIQUE
93, BOULEVARD SAINT-GERMAIN, VI.

1904

617.5554.8

Contribution à la chirurgie du canal hépatique d'après trois cas personnels et les travaux les plus récents.

PAR

Henry DELAGÉNIÈRE (du Mans).

Ancien interne en Chirurgie des Hôpitaux de Paris,
Membre correspondant de la *Société de Chirurgie* de Paris,
et de la *Société d'Obstétrique* et de *Gynécologie*,
Lauréat de l'Académie de Médecine (PRIX LABORIE).

La chirurgie du canal hépatique ne constitue un chapitre spécial de la médecine opératoire des voies biliaires que depuis le travail d'ensemble qui a été fait sur la question par Marcel Baudouin en 1897 (1). C'est à lui que les chirurgiens sont redevables du premier groupement de faits très disparates entre eux, concernant les opérations pratiquées sur cette première partie des voies biliaires. Ces opérations, pour la plupart fortuites, ont chacune apporté leur appoint aussi bien à l'étude anatomo-pathologique des lésions du canal hépatique qu'à celle des interventions elles-mêmes. De telle sorte qu'en 1899 Pantaloni, dans son livre (2) sur la chirurgie du foie et des voies biliaires, pouvait déjà traiter magistralement la question et réunir de nouveaux faits.

Notre but est de venir aujourd'hui, en apportant trois cas personnels de chirurgie du canal hépatique, chercher à démontrer cette proposition : que la chirurgie du canal hépatique constitue une méthode opératoire spéciale, applicable à un bien plus grand nombre de cas qu'on ne le croit généralement. En effet, le canal hépatique est l'origine des voies biliaires, en quelque sorte le robinet de distribution de la bile, situé au niveau du hile du foie, sous le réservoir biliaire.

S'il y a rétention dans l'arbre biliaire par obstacle situé dans le

---

(1) MARCEL BAUDOUIN. — « Les opérations nouvelles sur les voies biliaires ». *Institut international de Bibliographie*, 1897, p. 79 et suivantes.
(2) PANTALONI. — « Chirurgie du foie et des voies biliaires ». *Institut international de Bibliographie*, 1899.

cholédoque ou autour du cholédoque, le canal hépatique se distend
par suite de l'augmentation de tension de la bile dans son intérieur ;
or, cette distension paraît être la règle, de telle sorte qu'à la loi de
Courvoisier : *Lorsque l'obstacle, d'origine calculeuse, siège dans le
cholédoque, la vésicule est atrophiée*, nous proposons d'ajouter :
et le canal hépatique est dilaté. Mais la dilatation de ce canal ne
s'observe pas seulement dans les cas de lithiase ; nous l'avons cons-
tatée chaque fois qu'il y a de la rétention biliaire, quand le foie est

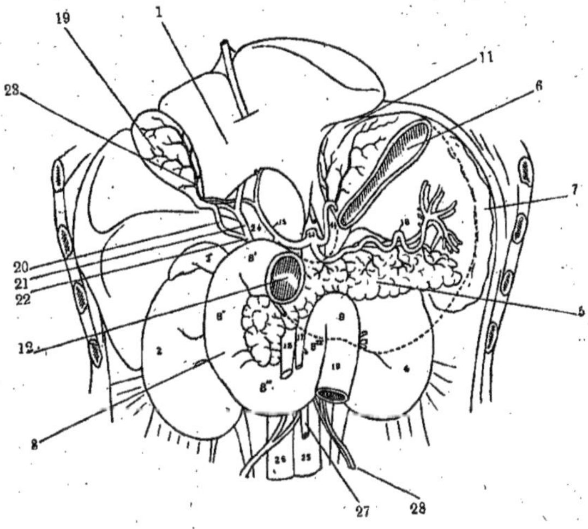

Fig. 1. — Situation du canal hépatique à la face inférieure du foie (Schéma d'après Tes-
tut). — *Légende* : 1, face inférieure du foie ; 2, rein droit ; 3, capsule surrénale droite ;
4, rein gauche ; 5, pancréas ; 6, portion de l'estomac voisine du cardia ; 7, rate ; 8, duodénum ; 8', première partie du duodénum ; 8", deuxième partie du duodénum ; 8''', troisième
partie ; 8'''', quatrième partie ; 9, union du duodénum avec le jéjunum ; 10, jéjunum ;
11, cardia ; 12, pylore ; 13, tronc cœliaque ; 14, artère gastro-duodénale ; 15, artère hépatique ; 16, artère splénique ; 17, artère mésentérique supérieure ; 18, veine mésentérique
supérieure ; 19, vésicule biliaire ; 20, canal cystique ; 21, canal hépatique ; 22, canal cholédoque ; 23, artère cystique ; 24, veine porte ; 25, aorte ; 26, veine cave inférieure ; 27, artère
mésentérique inférieure ; 28, artère spermatique.

gros et distendu par la bile, que cette rétention biliaire soit le fait
d'un obstacle intrinsèque ou extrinsèque des voies biliaires sous-
jacentes. Nous dirons donc : *Chaque fois qu'il y a de la rétention
biliaire, avec augmentation de volume du foie, le canal hépatique
est dilaté.* Cette dilatation peut devenir considérable et le canal peut
être pris pour la vésicule ou une anse intestinale ; mais habituellement elle ne dépasse pas le volume du petit doigt.

Indépendamment de cette dilatation, le canal hépatique peut être le siège de calculs biliaires. Dans plusieurs observations, publiées par différents chirurgiens, il y avait des calculs en même temps dans l'hépatique et dans le cholédoque. Dans nos deux cas personnels, il y avait des calculs dans la vésicule, en même temps que dans le cholédoque.

Les considérations qui précèdent permettent de déduire le genre d'opérations que l'on pourra être amené à pratiquer sur le canal hépatique. Ce sont : le massage, le refoulement simple des calculs qu'il peut contenir, le drainage, l'incision directe et indirecte, etc., pour extraire les calculs ; enfin, dans des cas exceptionnels, lorsque le conduit sera énormément dilaté, on pourra être amené à l'anastomoser à la peau ou dans l'intestin.

Nous allons étudier ces diverses interventions, en analysant d'abord celles qui peuvent être considérées comme régulières et rationnelles ; puis, dans un deuxième chapitre, celles qui sont en quelque sorte des opérations d'exception ou de nécessité.

A. Chirurgie rationnelle de l'hépatique. — Dans ce chapitre, nous allons étudier l'exploration du canal hépatique, le drainage de ce conduit et sa lithectomie, c'est-à-dire l'extraction des calculs qu'il peut contenir.

1° *Exploration*. — Le canal hépatique, ainsi que l'a fait remarquer Marcel Baudouin, est en partie situé sous le foie (*Fig. 1.*) et par conséquent accessible. Cette proposition est vraie, ainsi que nous l'avons fait remarquer déjà, mais à la condition de bien exposer le champ opératoire.

Il faut une longue incision sur le bord droit du muscle droit, remontant au-dessus du rebord costal afin de ne rien perdre de l'ouverture péritonéale EN HAUT. Il faut en outre quand l'ouverture est faite, faire soulever vigoureusement le rebord costal et le bord du foie, puis avec un écarteur on fait récliner la lèvre interne de la plaie avec le duodénum. On cherche alors la vésicule qui est petite s'il s'agit de calculs des voies biliaires principales, volumineuse au contraire, si l'on est en présence d'une tumeur du pancréas ou de cholécystite calculeuse. On isole la vésicule et en suivant sa face inférieure, puis le canal cystique, on cherche à pénétrer dans l'hiatus de Winslow. Ce repère est très utile, mais on ne peut pas toujours s'en servir en raison des fausses membranes et des adhérences qui peuvent le masquer.

Si le doigt pénètre dans l'hiatus, rien de plus facile ; on accroche le bord antérieur et on soulève ainsi le carrefour biliaire. Au-dessus se trouve le canal hépatique et au-dessous le cholédoque. On glisse alors le doigt vers le hile du foie que l'on explore et où on trouve souvent des ganglions assez volumineux et assez durs pour donner le change et faire croire à la présence d'un calcul senti à travers la paroi d'un conduit.

Lorsque le hile est exploré, on examine le canal cholédoque et le duodénum. Le point important est de se rendre compte de la dilatation du canal hépatique. Nous avons dit que cette dilatation est la règle dans les cas de rétention biliaire (*Fig*. 2.), mais il est assez ma-

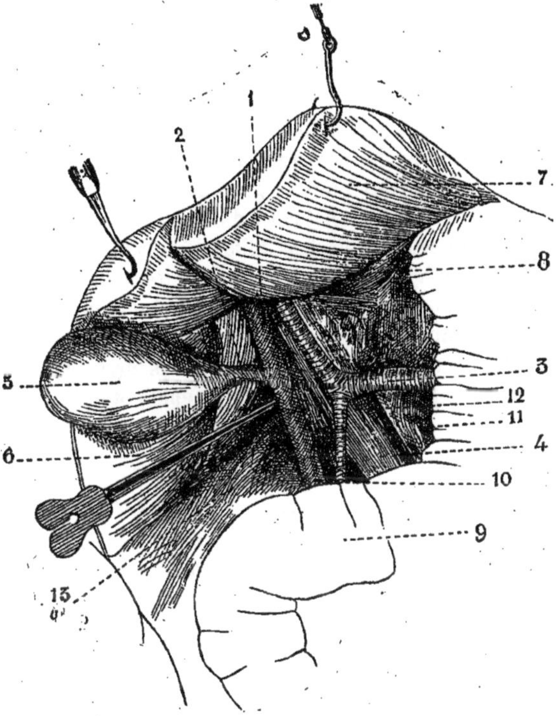

Fig. 2. — Le trajet intrapéritonéal du canal hépatique. (Schéma d'après Jeannel). — *Légende* : 1, canal hépatique; 2, cystique ; 3, artère hépatique ; 4, veine porte ; 5, vésicule biliaire ; 9, duodénum. — Une sonde cannelée est engagée dans l'hiatus de Winslow.

laisé de s'en assurer. Il faut, pour reconnaître cette dilatation, accrocher et abandonner plusieurs fois de suite le canal soulevé par le doigt; on finit ainsi par sentir une sorte de flot qui permet d'apprécier le calibre du conduit.

Mais bien souvent le doigt ne peut pas pénétrer dans l'hiatus. Les voies biliaires enflammées ont provoqué tout autour la formation d'adhérences, de sorte que l'exploration extérieure n'est plus possible. Il faut pratiquer l'exploration intérieure ou, en d'autres termes, abandonner la voie directe pour recourir à la voie endo-cholécystique. On ouvre d'abord la vésicule puis de proche en proche, selon notre méthode personnelle (1), le canal cystique jusqu'au carrefour. Souvent il suffit d'inciser jusqu'au canal cystique et d'introduire alors un stylet que l'on fait pénétrer jusque dans les voies biliaires principales. On peut alors se rendre compte de l'état du canal hépatique et du cholédoque.

L'exploration ainsi conduite avec méthode permet de reconnaître la présence des calculs dans l'hépatique ou au contraire, l'absence de toute concrétion.

S'il y a des calculs, il faut d'abord s'assurer de leur situation exacte et se rendre compte, par des pressions douces et légères, s'ils sont *mobiles* ou *enchatonnés*. Ces notions présentent le plus grand intérêt pratique. En effet, si on est en présence d'un calcul mobilisable, on peut chercher à le refouler dans l'arbre biliaire dans un point plus accessible : c'est ce qu'on a appelé le *refoulement des calculs* dans le cholédoque ou le cystique, ou encore le *massage de l'hépatique*.

Ces manœuvres analogues à celles que l'on a coutume de faire pour toutes les opérations des voies biliaires ne nous arrêteront pas longtemps. Il n'en sera pas de même pour l'hépaticotomie simple, faite pour drainer le canal hépatique et pour l'extraction des calculs de ce conduit.

2° *Hépaticotomie simple et drainage du canal hépatique.* — Le drainage de l'hépatique a pour but d'amener temporairement à l'extérieur la bile prise dans les voies biliaires principales. Le but qu'on se propose est donc de soustraire l'économie à l'infection qui pourrait être la conséquence d'une maladie infectieuse du foie.

Nous avons déjà à maintes reprises insisté sur la nécessité de pratiquer le drainage des voies biliaires tant que le liquide était septique, mais pour pratiquer le drainage, nous avions recours aux voies biliaires accessoires dans lesquelles nous installions un tube à drainage introduit jusqu'au carrefour. Nous avons ainsi obtenu d'excellents résultats, mais dans quelques cas graves d'angiocholite, notre drainage a été insuffisant pour arrêter l'infection générale ; or, c'est précisément dans ces cas graves que le drainage de l'hépatique soit direct, soit indirect, nous paraît indiqué.

(1) H. DELAGÉNIÈRE. — *Revue de Gynécologie et de Chirurgie abdominale*, 1899, p. 127-148.

Conçu primitivement par Kehr qui le désigna d'abord sous le nom de *drainage du cholédoque*, il fut bientôt désigné par M. Marcel Baudouin sous le nom de *drainage cholédocho-hépatique* (1).

Le but précis du drainage se trouvait nettement indiqué et les efforts des chirurgiens devaient tendre désormais à réaliser le mieux possible cette idée théorique.

C'est encore à Kehr qui revient l'honneur d'avoir résolu le problème et d'avoir par son énorme expérience apporté des documents désormais irréfutables (2). Comme nous allons le voir, Kehr pratique le drainage de l'hépatique tantôt directement tantôt indirectement. Nous préférons lui laisser la parole afin de mieux faire ressortir l'esprit de sa méthode.

« J'ai, dit-il, combiné jusqu'à présent six fois le drainage hépatique avec la cholécystostomie, 29 fois avec la cholécystostomie et la cysticotomie, 49 fois avec la cholécystectomie et 6 fois sans combinaison.

« La cholécystectomie avec le drainage de l'hépatique est la combinaison la plus radicale et constitue une opération sans danger sur le système biliaire. La mortalité est d'environ 3 pour 100 et par rapport aux résultats éloignés le succès est complet.

« J'utilise cette méthode opératoire déjà depuis six ans ; je puis donc en parler en connaissance de cause.

« Sans vouloir entrer dans les détails de la technique opératoire, je ferai seulement remarquer qu'après l'ouverture du cholédoque ordinairement dans la partie supra-duodénale et après l'extraction de tous les calculs, on introduit dans l'hépatique, à 4 centimètres de profondeur environ, un tube de la grosseur du petit doigt. Par ce drain, pendant les quinze premiers jours, toute la bile est dirigée à l'extérieur. Les calculs dans l'hépatique sont plus facilement extraits que ceux qui se trouvent dans la partie rétro-duodénale et papillaire du cholédoque ; et si je ne suis pas sûr que les parties du cholédoque sont entièrement libres de concrétions, j'ajoute au drainage de l'hépatique un drainage du cholédoque. Par ce procédé, je facilite le lavage du canal et l'extirpation postérieure des calculs éventuels. »

Les avantages de cette méthode seraient, d'après Kehr (3), de simplifier l'opération dans les cas de calculs des voies principales, de réduire les risques opératoires, enfin, de permettre l'extraction secondaire des calculs oubliés au cours de l'opération, ce qui, d'après lui, arriverait dans 10 ou 15 pour 100 des cas.

---

(1) Voir PANTALONI. — P. 271.

(2) H. KEHR. — Ein Ruckblick auf 720 Gallenensteinlaparotomie under besonderer Beruck-sichtigung von 90 Hepatikendrainagen ». *Münch. med. Woch.*, 1903, n° 43, p. 1302.

(3) KEHR. — *Loc. cit.*

Au point de vue de la technique du drainage, nous devons étudier trois procédés opératoires. En effet, il peut se pratiquer par le cholédoque, par le canal cystique et enfin directement.

α *Drainage de l'hépatique par voie cholédochienne.* — C'est en général lorsqu'on vient de pratiquer une cholédocotomie que l'on pratique ce drainage.

Après s'être assuré qu'aucun calcul n'existe plus dans les voies biliaires principales, au lieu de suturer la plaie du canal cholédoque, on introduit par cette ouverture un drain de 6 à 8 millimètres de diamètre dans le canal hépatique. L'introduction de ce drain se fait assez facilement, le canal étant dilaté dans ces cas-là.

On pousse le drain jusque vers le hile du foie, puis on le maintient en place. Pour parfaire le drainage, on accumule autour du drain des lanières de gaze hydrophile que l'on fait ressortir par la plaie abdominale. La plaie abdominale est refermée sauf à l'endroit du drainage. Enfin, on fixe le tube à la peau par un crin de Florence.

L'observation suivante en est un exemple.

OBSERVATION I (personnelle, inédite) (1). — *Angiocholite d'origine calculeuse, calcul du cholédoque, tentative vaine d'extirpation par la section de proche en proche, puis par la duodénotomie. Drainage de l'hépatique par la voie cholédochienne. Mort.* — La nommée G…, âgée de trente ans, sans profession, habitant Le Mans, nous est adressée par le Dr Roy pour des accidents graves d'infection biliaire.

Cette malade présente des accidents gastro-intestinaux depuis plusieurs années, caractérisés par des vomissements bilieux survenant sans causes appréciables. Depuis quatre ans, ces vomissements sont devenus plus fréquents. Ils surviennent brusquement, à peine précédés par un léger malaise, tous les quatre ou cinq jours. Parfois alimentaires, ils sont presque toujours bilieux. En même temps la malade se plaint de crampes avec un point douloureux dans le dos.

Il y a deux mois, l'état général devient de plus en plus mauvais et la malade est obligée de s'aliter. Malgré le régime lacté, les antiseptiques intestinaux, le calomel, son état s'aggrave, ses selles se décolorent, ses urines deviennent foncées et elle fait de l'ictère.

État à l'entrée. — L'état général est mauvais, la malade est faible, cachectique. Elle présente de la fièvre qui survient brusquement par poussées. Le thermomètre monte à 40°, puis redescend à 38° ou 38°5. L'élévation thermique, habituellement vespérale, est précédée de frisson et de malaise.

Les urines très foncées contiennent des traces d'albumine.

On ne trouve rien au cœur ni aux poumons.

(1) N° 5108 de la statistique générale rédigée d'après des notes dues à l'obligeance de M. Sinan.

Les digestions sont impossibles, la malade ne supporte même pas le lait, les selles très difficiles sont absolument décolorées et fétides.

Localement, le foie déborde les fausses côtes. Il est le siège d'une douleur diffuse qui est exaspérée par la pression. Le creux épigastrique est douloureux et dans le dos existe un point correspondant où la malade ressent une douleur vive. Le siège de la vésicule est douloureux, mais il est impossible de sentir l'organe.

Opération le 10 octobre 1903. — En présence des Drs Roy, Poitot, Fontaine, Meyer et Sinan.

Une incision de 12 centimètres est pratiquée sur le bord du droit en empiétant en haut sur les cartilages costaux. La vésicule est petite, libre de connexions, mais on sent à travers ses parois des calculs biliaires. On trouve aussi des calculs dans le canal cystique, puis beaucoup plus bas, derrière le duodénum, on sent un calcul qui paraît avoir le volume d'un petit œuf de moineau.

L'état de la malade étant des plus précaires, nous nous proposons d'ouvrir la vésicule, d'extraire les calculs qu'elle renferme, puis de continuer l'incision de proche en proche sur le cystique, d'en enlever les calculs, enfin, d'inciser le cholédoque, toujours de proche en proche, et de refouler le calcul rétro-duodénal dans l'incision cholédochienne.

La vésicule est en effet ouverte, débarrassée de ses calculs, puis le cystique est incisé à son tour de proche en proche. Il contient un gros calcul qui est enlevé et qui paraissait situé au niveau du carrefour. L'incision du canal cystique est prolongée de proche en proche sur le canal cholédoque dans une longueur de 1 centimètre environ.

Lorsque cette incision est faite, il s'écoule une grande quantité de bile mêlée à de la boue biliaire et à du pus. Cette bile vient du canal hépatique. Nous nous efforçons alors de refouler en haut le calcul qu'on sent derrière le cholédoque, mais nos efforts sont superflus, le calcul paraît enchatonné.

Nous espérons l'atteindre en pratiquent la taille duodénale, mais l'intestin ouvert, il nous est impossible d'atteindre le calcul qui paraît situé à plus de 1 centimètre au-dessus et en arrière de l'ampoule de Vater.

L'état de la malade étant des plus inquiétants, nous nous proposons de terminer l'opération le plus rapidement possible. La plaie duodénale est donc refermée par deux rangées de sutures en surjet, la première prenant ensemble toutes les tuniques intestinales; la seconde la musculaire et la séreuse seulement.

Revenant aux voies biliaires, nous introduisons par l'incision faite au canal cholédoque un tube de caoutchouc de la grosseur du petit doigt, en haut vers le foie, dans le canal hépatique. Ce tube est destiné à drainer directement les voies biliaires principales pour parer aux accidents infectieux du foie. Nous reconstituons ensuite les voies biliaires accessoires (canal cystique à vésicule biliaire) en les suturant sur un deuxième tube à drainage, destiné celui-là à préparer un drainage accessoire pour plus tard, quand le drain du canal hépatique sera retiré.

Des mèches de gaze hydrophile sont placées dans le péritoine autour du drain du canal hépatique, puis le ventre est refermé, chacun des drains étant maintenu à la peau par un crin de Florence.

Suites. — La malade a du choc post-opératoire d'où on ne la tire que difficilement.

Le soir elle n'avait pas encore repris connaissance et sa température n'était que de 36°.

Le 11 octobre, 37°3 le matin, mais affaissement considérable ; le pansement est changé, le drain de l'hépatique donne de la bile mêlée de pus et de boue biliaire en quantité, le ventre est plat, mais le pouls est misérable ; malgré tous les efforts pour relever les forces de la malade elle succombe dans la soirée.

Le choc opératoire, qui paraît avoir été la cause de la mort de cette malade, eût peut-être été évité, si au lieu de chercher à extraire le calcul situé dans la portion rétro-duodénale du cholédoque, nous nous étions contenté de pratiquer le drainage de l'hépatique après avoir débarrassé les voies biliaires accessoires de leurs concrétions.

β *Drainage de l'hépatique par la voie cystique ou cholécystique.* — Ce drainage doit se pratiquer dans les cas de lithiases récidivantes (Kehr) et surtout quand aux symptômes de cholécystite s'ajoutent des symptômes d'infection du foie. On peut le pratiquer après avoir supprimé la vésicule biliaire (cholécystectomie) ou après l'avoir simplement ouverte. Dans ce cas, il est nécessaire que le canal cystique ait été dilaté par les calculs que l'on a extrait.

Ici les vestiges des voies biliaires accessoires serviront de guide pour conduire sûrement au canal hépatique. Au moyen d'un stylet on reconnaîtra le carrefour, puis l'hépatique sur lequel on pratiquera une incision de 12 ou 15 centimètres qui aboutira au niveau du canal cystique. Par cette incision on introduira comme précédemment le tube à drainage.

Ce drainage, comme on le voit, présente une grande analogie avec le drainage que l'on pratique habituellement après la plupart des interventions sur les voies biliaires. Dans ces cas habituels, le tube à drainage est introduit par le canal cystique dilaté jusque dans le carrefour biliaire. Comme nous l'avons fait remarquer déjà, lorsque ce drain est bien placé, toute la bile venue du foie passe à l'extérieur, absolument comme si le tube à drainage était introduit dans l'hépatique.

γ *Drainage direct de l'hépatique.* — Le drainage direct de l'hépatique a été exécuté pour la première fois en 1892, par Cabot, au cours d'une hépaticotomie pour calculs ; depuis il a été pratiqué six fois par Kehr (1). Mais nous ne connaissons pas la technique suivie par ce chirurgien. La recherche de l'hépatique serait souvent malaisée, d'après Pantaloni, et on risquerait de confondre l'hépatique avec le cholédoque (2). Nous avons déjà insisté plus haut sur la façon d'explorer l'hépatique et en admettant qu'en l'absence de calculs la confusion ait lieu, le mal n'en serait pas grand, pourvu que le drain soit bien placé comme nous l'avons indiqué dans le drainage pratiqué par la voie cholédochienne.

Quoi qu'il en soit, le drainage direct de l'hépatique nécessite l'incision directe du conduit et l'introduction par l'incision du tube à drainage. Or, l'incision du canal constitue le premier temps de l'hépaticotomie pour calculs que nous étudierons plus loin, avec cette différence toutefois que la présence des calculs dans le canal facilite la recherche de ce dernier. Dans les cas graves d'infection hépatique sans calculs, il ne faudrait pas oublier que le drainage de l'hépatique s'effectue aussi bien par la voie cholédochienne et la voie cystique, toutes deux plus faciles d'accès.

3° Opérations pratiquées pour calculs de l'hépatique. — Les calculs du canal hépatique ont passé jusqu'ici pour être rares. On admettait surtout qu'ils se rencontraient au niveau du carrefour biliaire (3). C'est en effet en ce point que l'on rencontre le plus souvent des calculs arrêtés, et c'est en raison de cette fréquence que nous avons imaginé notre méthode de section de proche en proche des voies biliaires accessoires pour arriver ainsi progressivement sur les voies biliaires principales (4). Nous avons pu ainsi pratiquer deux cholédocotomies et une fois une hépaticotomie après hépaticolithotripsie (Voir plus loin). Mais cette voie d'accès aux voies biliaires principales, voie endocholécystique, ne peut pas être suivie dans tous les cas, principalement lorsque la vésicule est libre de calculs et lorsque le canal cystique a conservé son calibre normal. Dans ces cas, les calculs existent seulement dans les voies biliaires principales et la voie directe est la plus naturelle et la plus simple.

En explorant le canal hépatique comme nous l'avons indiqué plus haut, on sentira la présence du ou des calculs. Le point qu'il sera important d'établir est le suivant : le calcul est-il mobile ou bien, au contraire, est-il fixe, enchatonné ? Dans ce dernier cas, il est évident

---

(1) KEHR. — *Loc. cit.*
(2) PANTALONI. — P. 272.
(3) Voir PANTALONI. — P. 528.
(4) H. DELAGÉNIÈRE. — *Revue de gynécologie et de chirurgie abdominale*, 1899, p. 127-148.

qu'une incision du conduit s'impose, dans le premier cas, au contraire, on devra tenter d'abord de le faire cheminer à travers les voies biliaires jusque dans l'intestin. Si ce refoulement est impossible, on pourra, en le brisant (hépaticolithotripsie), renouveler la tentative ; enfin, si le calcul, bien que ne pouvant pas être refoulé dans l'intestin, peut être repoussé dans la vésicule, le cystique ou le cholédoque (parties plus accessibles que le canal hépatique lui-même), on devra pratiquer le refoulement, puis enlever le calcul par une cholédocotomie, une cysticotomie ou une cholécystotomie. Ce sont toutes ces différentes opérations que M. Baudouin a englobées sous le nom de lithectomie de l'hépatique, et suivant la voie suivie, il ajoute : *par voie cholécystique*, ou *par voie cholédochienne*. Nous allons donc maintenant passer en revue ces différentes opérations aujourd'hui toutes pratiquées.

α *Refoulement des calculs de l'hépatique et massage de l'hépatique*. — Comme nous venons de le voir, c'est une manœuvre non sanglante, pratiquée sur le canal hépatique pour repousser dans l'intestin un ou plusieurs calculs biliaires arrêtés dans ce canal.

Indiquée par Marcel Baudouin (1), cette manœuvre fut étudiée par Pantaloni dans son livre (2). Cet auteur, du reste, ne cite qu'une tentative infructueuse d'Elliot, remontant à 1894. Depuis, nous n'avons pas trouvé d'autres faits. Il est vrai qu'une tentative de ce genre peut être faite au cours d'une intervention sur les voies biliaires et ne pas être mentionnée dans l'observation.

Ce refoulement peut être fait avec le doigt, d'où le nom de *massage de l'hépatique* qu'on lui a donné, mais nous pensons que le doigt seul fera toujours bien difficilement descendre le calcul, d'autant que dans les cas de calculs de l'hépatique que nous avons observés, les calculs se déplaçaient très facilement en haut vers le hile du foie, tandis qu'on les trouvait plus difficilement en bas. Nous sommes donc d'avis qu'on devra s'aider d'une sorte de petite cuiller mousse que nous avons fait construire sous forme d'écarteur. On saisit à la fois le canal et le calcul dans la plus petite cupule, puis, appliquant l'extrémité de l'index au-dessus du calcul, on cherche à le faire descendre sans craindre de le voir remonter vers le hile.

Sans pouvoir préjuger d'une opération qui n'a pas encore été exécutée avec succès, nous pensons qu'on ne doit pas trop fonder d'espoir sur la méthode même du refoulement. Tous les chirurgiens savent en effet que la situation des calculs dans la portion rétro-duo-

(1) MARCEL BAUDOUIN. — *Loc. cit.*, p. 80.
(2) PANTALONI. — P. 529.

dénale du cholédoque est la plus mauvaise au point de vue de l'extraction de ces calculs ; or, il nous paraît très dangereux de pousser et d'abandonner dans cette région inaccessible un calcul qui pourra ultérieurement s'y enclaver et nécessiter une nouvelle opération beaucoup plus grave que n'eût été une cholédocotomie ou même une hépaticotomie. De telle sorte que nous sommes disposé à ne retenir dans notre pratique de cette méthode de refoulement que la possibilité d'amener le calcul dans une portion plus accessible de l'arbre biliaire.

β *Hépaticolithotripsie.* — Comme son nom l'indique, l'hépaticolithotripsie a pour but de briser et d'écraser un ou plusieurs calculs situés dans le canal hépatique afin de favoriser l'expulsion de ces calculs dans l'intestin, ou même dans une partie plus accessible des voies biliaires.

Cette opération fut indiquée par Kocher (1) d'une façon indirecte. « La lithotritie, dit-il, a l'avantage de pouvoir être employée même dans le cas de calcul de l'hépatique. » Mais ce conseil n'a pas encore été suivi bien souvent. Pantaloni (2) relate une tentative vaine d'Elliot, un fait de Mayo-Robson et notre cas personnel.

Dans le cas de Mayo-Robson, l'hépaticolithotripsie était venue compléter une lithectomie du canal cystique par voie cholécystique et avait été suivie d'une cholédocholithotripsie. C'était donc un acte complémentaire dans une opération complexe. Dans notre cas personnel également, le broiement du calcul n'a été exécuté que pour faciliter l'extraction de la pierre par la voie cholécystique.

Nous pensons donc que jusqu'ici du moins l'hépaticolithotripsie n'a pas été exécutée comme une opération réglée et de propos délibéré ; c'est plutôt une sorte de manœuvre que l'on peut être appelé à faire au cours de certaines opérations sur les voies biliaires lorsqu'il existe des calculs de l'hépatique.

Le broiement du calcul peut se faire à travers les parois du canal soit au moyen des doigts comme le faisait Lawson Tait, soit avec des pinces dont les mors sont munis de tubes de caoutchouc, mais on réussira rarement par ces moyens. D'autre part, on ne devra pas insister trop longtemps sur ces manœuvres qui pourraient amener des lésions plus ou moins étendues de la muqueuse.

On peut aussi écraser directement le calcul soit par un instrument introduit par une incision faite sur un point quelconque des voies

_____

(1) KOCHER. — *Deut. med. Woch.*, 1890, nᵒˢ 13, 14 et 15. — Voir M. BAUDOUIN. *Loc. cit.*, p. 79.
(2) PANTALONI. *Loc. cit.*, p. 351.

biliaires, soit au moyen d'une aiguille introduite à travers la paroi du conduit (Thornton).

Ces derniers moyens sont plus efficaces. Nous avons réussi à briser le calcul dans le canal hépatique en introduisant par voie cholécystique et après section de l'éperon formé par la réunion du calcul hépatique et du cystique, une pince de Lister fermée sur l'extrémité de laquelle nous avons pu par pression écraser le calcul.

La méthode de Thornton que nous avons expérimentée dans d'autres cas (calculs du cystique et du cholédoque), pourrait rendre des services. Nous ne la croyons pas dangereuse à la condition d'employer une aiguille fine et bien tranchante ; nous recommandons l'emploi d'une aiguille à cataracte. On introduit cette aiguille à travers la paroi en plein calcul. Quand elle a pénétré dans le calcul, on lui fait exécuter un mouvement de rotation sur son axe et on obtient ainsi un écartement du calcul. Sans retirer l'aiguille, on cherche à écarter successivement tous les fragments de calcul que l'on peut trouver. Ce n'est qu'alors que tous les gros fragments sont cassés qu'on retire l'aiguille. On complète le broiement avec les doigts à travers le canal.

Il ne reste plus qu'à abandonner à la nature le soin d'évacuer les fragments dans l'intestin (hépaticolithotripsie type) ou à les évacuer à travers une incision pratiquée sur un point quelconque des voies biliaires. Dans ce dernier cas, on aura pratiqué en même temps une lithectomie de l'hépatique dont l'hépatico-lithotripsie n'aura été qu'un temps accessoire, une manœuvre, pour faciliter l'extraction du calcul. (Voir notre observation).

OBSERVATION II (personnelle, résumée) (1). — *Calcul de l'hépatique. Tentative vaine de lithectomie de l'hépatique par voie cholécystique. Hépaticolithotripsie, suivie de guérison.* — Femme de quarante ans, atteinte de lithiase biliaire remontant à plusieurs années avec crises de coliques hépatiques. Ces crises deviennent de plus en plus violentes. Depuis deux mois la malade ne cesse de souffrir ; elle a de l'ictère, mais pas de fièvre.

Le 29 décembre 1897, je lui fais une cholécystostomie avec fixation première et j'enlève de la vésicule et du canal cystique une cinquantaine de calculs variant du volume d'un noyau de cerise à celui d'un grain de blé. La vésicule est drainée.

Pendant la convalescence, un calcul est encore enlevé et avec un explorateur coudé, j'en sens un autre qu'il m'est impossible d'extraire. La malade se rétablit, mais ce deuxième calcul détermine des crises violentes de coliques hépatiques. Je conseille une nouvelle intervention.

(1) Publiée *in extenso*, in *Arch. prov. de Chir.*, n° 10, 1898, Octobre.

Opération. — Le 27 janvier 1898, j'incise d'abord la vésicule et cherche par sa cavité à extraire le calcul que je sens dans la profondeur à environ 12 centimètres, mais il m'est impossible de le saisir. J'ouvre alors le péritoine et explore les voies biliaires et reconnais la présence d'un calcul dans le canal hépatique, juste au-dessus du carrefour. Ce calcul est très mobile et fuit vers le hile du foie à la moindre pression. Avec le doigt en crochet, je lui coupe la retraite du côté du hile et cherche à l'atteindre par le canal cystique. Toutes mes tentatives restent vaines. Je pratique alors sur une sonde cannelée une sorte de cysticotomie interne avec un petit bistouri, puis à l'embouchure du cystique, j'incise toute l'épaisseur de ce conduit et peut-être aussi le canal hépatique. Malgré cette incision je ne puis extraire le calcul.

Je prends alors le parti de le briser avec l'extrémité d'une pince de Lister que j'introduis jusqu'au calcul ; je le refoule sur la pince et l'y écrase assez facilement. J'obtiens ensuite facilement les fragments au moyen d'un lavage. Un drain est placé dans la vésicule et un deuxième drain dans le péritoine.

Les *suites* de cette opération ont été des plus simples et la malade a parfaitement guéri de son opération.

γ *Lithectomie de l'hépatique*. — Avec Marcel Baudouin et Pantaloni, nous désignons par lithectomie de l'hépatique l'ablation des calculs de ce conduit par une incision faite sur un autre conduit biliaire.

Cette incision peut être faite sur la vésicule biliaire, le canal cystique, ou le canal cholédoque. Cette dernière voie est celle qui a été le plus souvent suivie. Nous aurons donc lieu d'étudier la voie dite cholédochienne et la voie cholécystique. On peut aussi extraire un calcul de l'hépatique par plusieurs incisions successives (voies combinées).

Voie cholédochienne. — La première lithectomie de l'hépatique par voie cholédochienne paraît avoir été faite par Courvoisier (1) en 1890. Pantaloni cite encore le cas de Abbe, deux cas de Kehr et un de Schwartz en 1898. Nous avons pu trouver un nouveau cas de Czerny que nous publions ci-après. C'est donc d'après ces six observations que nous allons tâcher de tracer les règles de l'opération.

Nous pensons qu'il faut distinguer deux cas. En même temps qu'il existe des calculs dans l'hépatique, il en existe aussi dans le cholédoque. Dans ce cas, qui est le plus fréquent, la lithectomie du canal hépatique ne devient qu'un point complémentaire d'une cholédocotomie ordinaire. D'autres fois, il existe seulement un ou plusieurs cal-

(1) Voir PANTALONI. — *Loc. cit.*, p. 583.

culs dans le canal hépatique. Dans ce dernier cas nous ne voyons aucune utilité de pratiquer l'incision sur le cholédoque, l'incision directe ou la voie cholécystique reprennent tous leurs droits.

S'il y a des calculs dans le cholédoque, on fera, après l'exploration des voies biliaires, l'incision sur ce canal dans le point occupé par le calcul. Ce calcul du cholédoque sera extrait soit en entier, soit après broiement. On cherchera alors, par les manœuvres de refoulement que nous avons décrites plus haut, à faire glisser en bas, vers l'incision faite au cholédoque, le calcul contenu dans l'hépatique. On pourra pour faciliter cette manœuvre pratiquer aussi une incision sur la vésicule biliaire, car dans ces cas de calculs multiples des voies biliaires principales, il n'est pas rare de trouver les calculs agglomérés au niveau du carrefour biliaire. C'est ainsi que Czerny a pu extraire un calcul de l'hépatique chez la malade de la très intéressante observation qui suit. Lorsque le calcul est extrait, on peut, soit suturer l'ouverture cholédochienne, soit au contraire, drainer le canal hépatique. C'est à cette dernière méthode qu'il faudra toujours recourir lorsque le malade présentera des signes d'infection hépatique ou même seulement lorsqu'il aura présenté depuis un certain temps déjà des signes de rétention biliaire.

Ce drainage de l'hépatique peut se faire soit par l'incision cholédochienne selon la méthode de Kehr ou par la voie cholécystique comme nous l'avons fait (Voir notre obs. I) et comme Czerny l'a répété (Voir l'observation ci-après).

OBSERVATION III. (Czerny) (1). — *Calculs de la vésicule; cholécystostomie. Impossibilité d'extraire un calcul du canal cholédoque, et un calcul du canal hépatique; cholédocotomie ultérieure et lithectomie de l'hépatique par voie cholédochienne; drainage du canal hépatique par le cystique et la vésicule. Guérison.* — La femme K. B., âgée de quarante-et-un ans, souffre depuis quinze ans, dans la région épigastrique, de violentes douleurs qui s'irradient vers le dos et les épaules et sont accompagnées de vomissements et de prurit cutané. De tels accès survenaient rapidement et d'une façon continuelle; mais ils ne se reproduisaient que tous les deux ans. Il y a sept ans, la malade eut un accès plus important et plus douloureux que les autres, accès qui dura une demi-journée et qui fut accompagné d'ictère. L'urine était foncée; les selles étaient acholiques. Depuis ce moment les crises se reproduisirent à peu près toutes les semaines; et cela pendant un an ; puis il y eut une période d'accalmie de quatre ans. Il y a deux ans, nouvelle crise qui dura toute une nuit entière, avec un léger ictère. Depuis lors,

____

(1) CZERNY in PETERSEN. — « Beiträge zur Klinischen Chirurgie ». Tübingen, 1899, p. 765, op. 56.

DELAGÉNIÈRE.   2 les accès se reproduisirent à des intervalles toujours de plus en plus courts ; dans ces derniers temps, ils avaient lieu tous les huit jours ; ils duraient parfois douze heures consécutives et étaient accompagnés d'ictère et de selles acholiques, tandis que l'urine devenait de plus en plus foncée. La dernière attaque eut lieu le 9 décembre 1896 ; elle dura vingt-quatre heures et fut excessivement violente. On chercha souvent des calculs biliaires ; et plusieurs fois on trouva des graviers dans les selles.

État de la malade (le 11 décembre 1896). — Femme amaigrie, avec une teinte subictérique de la peau. Corps blanc, avec des points douloureux dans la région de la vésicule biliaire. Le foie est hypertrophié et profondément situé ; son bord inférieur mesure 14 centimètres 1/2 sur la ligne mamillaire et 14 centimètres sur la ligne médiane jusqu'au creux ombilical. Le bord inférieur du foie est grêle, saillant et légèrement palpable. La face supérieure du foie est unie. On ne peut point percevoir au toucher la vésicule biliaire. Le pôle inférieur du rein droit est palpable. L'urine renferme des traces de pigments biliaires. Les selles sont brunes.

Diagnostic clinique : Cholélithiase. Cholécystite chronique avec atrophie de la vésicule biliaire. Calcul dans le canal cholédoque (?).

Opération, le 15 décembre, par M. Jordan. — Une incision longitudinale de 10 centimètres de longueur, menée du bord externe du muscle grand droit de l'abdomen du côté droit, vers le bas, ouvre la cavité abdominale.

Au-dessous du lobe droit hypertrophié du foie, on trouvait, recouverte par des adhérences de l'épiploon, la *vésicule biliaire* fortement *atrophiée* et à peine de la grosseur d'une noix, au fond et à travers la paroi très amincie de laquelle on sentait un calcul.

Après avoir rompu les adhérences, on fit une *incision* qui permit d'extraire un calcul de forme irrégulière et de la grosseur d'un noyau de cerise. Puis on tamponna l'ouverture faite avec des mèches de gaze, ce qui permit d'isoler la vésicule biliaire, partie en la disséquant, partie en l'excisant, de façon à pouvoir l'amener aussi loin que possible dans la plaie abdominale.

On trouva ensuite un calcul situé vraisemblablement dans le canal cystique, que l'on put *mobiliser avec le doigt*, et pousser vers la vésicule biliaire pour le saisir avec une pince et l'extraire. Ce calcul avait la grosseur d'une petite noisette ; et c'était, tout comme le premier, un calcul formé par du pigment biliaire.

La palpation révélait encore la présence de concrétions situées bien plus profondément encore dans le canal cholédoque et peut-être aussi dans le canal hépatique. Mais, malgré de nombreux efforts, ces concrétions ne se laissaient pas déplacer, de sorte qu'il était impossible de les saisir avec la pince.

D'un autre côté, il était si difficile de les atteindre et ils étaient situés si loin, qu'il ne fallait pas songer y arriver par une incision directe.

Toutes ces raisons firent que l'on se décida avant tout à établir une fistule dans la vésicule biliaire.

On ne parvint pas, même après une incision transversale supplémentaire allant jusqu'à l'ombilic, à libérer suffisamment le canal cholédoque. L'ouverture faite à la vésicule biliaire fut fixée dans l'angle supérieur de la plaie, à l'aide de plusieurs points de suture à la soie. En arrière, on plaça une mèche de gaze iodoformée. Puis la plaie abdominale fut fermée d'après le procédé de Spencer Wells et un drain établi dans la vésicule biliaire.

Les *suites opératoires* furent bonnes. Les selles sont redevenues brunes ; et l'ictère disparaît. Ecoulement abondant de bile.

Malgré certaines tentatives plusieurs fois répétées, on ne put pas réussir à saisir les calculs à travers la fistule. Le 15 janvier 1897, la malade sort de l'hôpital en bonne santé et avec une petite fistule.

Rechute (27 novembre 1897). — Dans les premiers temps qui suivirent sa sortie, la malade se trouvait dans un bon état de santé, et elle pouvait reprendre bientôt complètement toutes ses occupations. Sa fistule se ferma en février 1897. A la fin de mars, elle eut une colique de lithiase biliaire typique avec un léger ictère ; elle eut une deuxième crise à la fin de juillet; et depuis ce moment, les crises se reproduisaient à des intervalles variant entre huit et quatorze jours. A la fin d'octobre, autre crise très violente avec menace imminente de collapsus. Les selles sont acholiques. Pendant le dernier accès, survenu dans le milieu du mois de novembre, il se produit un gonflement dans la région de l'ancienne fistule, qui, après perforation, évacua une grande quantité de bile. Les douleurs diminuent sensiblement; la fièvre tombe ; les selles deviennent à nouveau brunes. Pendant les crises, température élevée et frissons.

Etat de la malade. — Ictère modéré. Dans l'urine, on trouve quelques pigments biliaires. Les selles sont d'une couleur brun grisâtre. Tout autour de la cicatrice qui est un peu tuméfiée, il n'y a ni point douloureux à la pression, ni résistance considérable. Enfin, par la *fistule* il s'évacue environ 200 à 300 grammes de bile par jour.

Opération, le 30 novembre 1897, par M. le professeur Czerny. — Une incision faite à 1 centimètre en dedans de la fistule ouvrait la cavité abdominale dans la moitié inférieure de la cicatrice. La moitié supérieure était adhérente à l'épiploon. On fut obligé de déchirer et de rompre les adhérences jusqu'à ce qu'on arriva à la vésicule biliaire. Puis en disséquant, on parvint enfin à la face inférieure de la vésicule biliaire légèrement atrophiée, jusque dans le voisinage du canal cystique ; et on sentit là, vers le haut, par l'embouchure de ce canal dans le cholédoque, et après une très longue préparation, deux calculs de la grosseur d'une noisette. Le duodénum qui était un peu adhérent, était aminci, et son péritoine légèrement écorché. *Les deux calculs furent poussés avec le doigt un peu vers le bas*; la paroi, qui les recouvrait, fut *incisée*, et l'orifice ainsi formé fut agrandi avec le bistouri boutonné. La *curette* que l'on introduisit dans le canal ne fit que faire tourner le calcul, sans le libérer et *on le brisa avec la pince* en plusieurs morceaux qui furent extraits les uns avec la pince, les autres avec la curette. Puis on put, à travers la plaie, quelque peu déchirée, palper avec le petit doigt vers le haut, dans le canal hépatique où l'on sentait *deux calculs* qui *furent extraits avec la pince* (*Lithectomie de l'hépatique par voie cholédochienne*). Il s'échappa ensuite du canal hépatique une grande quantité de bile épaisse, noire, mélangée en partie à des graviers. Le premier calcul se trouvait, par conséquent, exactement à l'embouchure du canal cystique dans le canal cholédoque et le deuxième se trouvait plus haut dans le *canal hépatique*.

Puis, par la fistule de la vésicule biliaire, on fit passer dans la vésicule, et à travers le canal cystique, un drain qui fut glissé vers le haut jusque dans le canal hépatique ; ensuite, on le fixa par un point de suture à la fistule, et l'ouverture faite dans le canal cholédoque fut fermée avec cinq points de suture au catgut. L'espace situé près du canal cystique fut drainé avec une mèche de gaze iodoformée ; et la plaie abdominale fut suturée.

Pièces. — Le premier calcul avait à peu près la grosseur d'une cerise ; le deuxième avait un peu l'aspect d'une verrue ; et ils mesuraient environ 1 cent. 3/4 à 1 cent. 1/2.

Les *suites opératoires* se passèrent sans incident ; il y eut pendant douze jours environ un écoulement abondant de bile par le drain ; puis cet écoulement diminua progressivement d'intensité. Au bout de quatre jours, les selles redeviennent bien colorées. L'ictère disparaît. — Etat général très bon. — En juin 1898, l'état général est excellent. Il n'y a plus aucune douleur. La malade a bien repris son embonpoint, et est absolument capable de se remettre à ses occupations.

La cicatrice ne produit aucun phénomène douloureux. On retrouve le même état de santé en janvier 1899.

Remarque. — Ce qui ressort très clairement de cette observation, dit Czerny, c'est que la vésicule biliaire, qui n'avait pas été extirpée dans une première opération, peut être d'un secours des plus précieux pour une deuxième opération éventuelle.

Voie cholécystique. — Cette voie ne paraît pas avoir été utilisée avant la publication de notre observation I (1). Nous n'avons, dans la circonstance, fait qu'appliquer ce principe que toute intervention sur les voies biliaires principales doit être évitée comme infiniment plus grave qu'une intervention pratiquée sur les voies biliaires accessoires. La vésicule et le cystique conduisent sûrement et forcément sur ces voies biliaires principales, et c'est ainsi que nous avons pu faire par cette voie deux cholédocotomies par section de proche en proche et

-----

(1) PANTALONI. — *Loc. cit.*, p. 535.

que nous avons réussi, mais non sans peine, à faire une lithectomie de l'hépatique, après broiement du calcul et cystico-hépaticotomie interne. Notre opération a été si pénible à exécuter que malgré son excellent résultat nous avons préféré, dans un cas plus récent, pratiquer une hépaticotomie directe. En outre, les remarquables publications de Kehr sur le drainage de l'hépatique et les recherches personnelles que nous faisons en ce moment sur ce sujet nous rendent plus hardi pour attaquer directement les voies biliaires principales.

Nous allons cependant indiquer comment, selon nous, on doit pratiquer une lithectomie de l'hépatique par voie cholécystique.

La vésicule est habituellement petite et revenue sur elle-même, plus ou moins adhérente. Il faut la reconnaître, l'isoler, puis glisser le doigt sous elle vers le canal cystique. On cherchera alors et on reconnaîtra l'hiatus de Winslow. Isolant alors la grande cavité péritonéale avec des compresses, on ouvre la vésicule après l'avoir ponctionnée. On explore avec soin sa cavité pour enlever les calculs qu'elle peut contenir, puis on explore le canal cystique que l'on débarrasse aussi de ses calculs s'il en existe. La voie d'accès aux voies biliaires principales est donc ouverte ; on introduit alors dans la vésicule et dans le cystique une sonde cannelée ou un stylet que l'on pousse jusqu'à ce que l'extrémité vienne buter contre la paroi du canal cholédoque. Le doigt introduit dans l'hiatus de Winslow reconnaît l'extrémité de la sonde et peut en se dirigeant en haut, explorer le canal hépatique par sa face postérieure jusqu'au hile du foie. Les calculs situés dans le canal sont donc faciles à sentir, mais les difficultés commencent quand on veut les extraire.

Les instruments droits ne peuvent pénétrer dans le canal pour y saisir les calculs, les instruments courbes laissent au toucher trop d'incertitude et il est impossible de les ouvrir pour saisir le calcul qu'ils touchent par leur extrémité. Les petites curettes courbes ne donnent pas de meilleur résultat. C'est qu'il existe un obstacle créé par l'*éperon* qui résulte de l'abouchement du canal cystique dans le canal cholédoque. La section de cet éperon est parfois possible, nous avons pu la réaliser en glissant une fine lame de bistouri dans une sonde cannelée. Un petit ténotome boutonné remplirait mieux le but. Nous avons pratiqué la section très péniblement, à petits coups, en dirigeant le tranchant du bistouri de droite à gauche et obliquement d'arrière en avant. Il faut inciser juste assez pour permettre l'introduction de la pince jusqu'au calcul. Encore, dans notre cas, avons-nous dû briser ce calcul pour l'extraire par l'incision que nous avions faite. Cette incision n'a pas été suturée et la malade a guéri. Il est vrai que nous avions, selon notre méthode, établi un drainage jusqu'au niveau de la section à travers la vésicule et le cystique.

δ *Hépaticotomie*. — Comme son nom l'indique, l'hépaticotomie est la taille du canal hépatique pratiquée pour en extraire un ou plusieurs calculs.

Nous avons vu plus haut l'hépaticotomie simple pratiquée pour l'exploration ou le drainage du canal.

L'hépaticotomie peut se faire par la voie ordinaire ou sous-hépatique, c'est l'opération que nous allons étudier et décrire. Elle peut se faire aussi par la voie trans-hépatique, c'est-à-dire à travers le parenchyme hépatique, constituant une de ces opérations d'exception que nous passerons en revue plus loin.

L'hépaticotomie a déjà été pratiquée un certain nombre de fois. Dans son livre (1), Pantaloni a pu en réunir 6 cas (Cas de Kocher, 1889 ; Cabot, 1892 ; Elliot, 1894 ; deux cas de Czerny, 1895 ; Kehr, 1896). Depuis nous en avons trouvé cinq nouveaux, 3 dus à Kehr (2), notre observation II (3) et un cas de Mériel (4).

Le manuel opératoire est facile à arrêter. Nous avons déjà insisté sur l'exploration, sur les voies d'accès du canal. Nous étudierons donc surtout la manière d'inciser le conduit, l'extraction du calcul, et le traitement de la plaie faite au conduit.

Incision du conduit. — C'est très profondément, au niveau du hile du foie, presque hors d'atteinte, qu'il faut inciser le conduit (*Fig.* 3). Il faudra bien soulever la glande hépatique, refouler à gauche le duodénum, et enfin accrocher les voies biliaires principales avec le doigt ou avec une cuillère coudée. Lorsque ces préparatifs seront faits, on devra encore préparer anatomiquement pour ainsi dire le point sur lequel devra porter le bistouri. Cette préparation se fera avec un instrument mousse. Ce ne sera pas, à coup sûr, une préparation analogue à une dénudation artérielle, car on risquerait de déchirer le canal hépatique qui est friable et peu résistant ; mais par des frôlements modérés, faits avec l'extrémité de la sonde cannelée ; on arrivera, surtout si le calcul est senti à travers la paroi, à avoir une notion précise de la direction et du calibre du canal. En un mot, le chirurgien aura la notion précise *du point où il devra faire l'incision*.

C'est à ce moment que nous conseillons d'ouvrir le canal, toujours sur le calcul si c'est possible.

<hr>

(1) *Loc. cit.*, p. 537.
(2) H. KEHR. — *Münch. med. Woch.*, 1902, XLIX, 1689-1692 ; 1749-1752 ; 1800-1804.
(3) H. DELAGENIÈRE. — « Hépaticotomie pour calculs ». *Arch. prov. de Chir.*, 1903, 4 avril.
(4) MÉRIEL. — *Arch. prov. de Chir.*, 1903, X, 637-641.

Nous le soulevons le plus possible avec l'index gauche ou avec notre écarteur en cuillère et nous le tenons toujours jusqu'à la fin de l'incision.

Si le calcul peut être soutenu avec le doigt ou l'écarteur, c'est sur

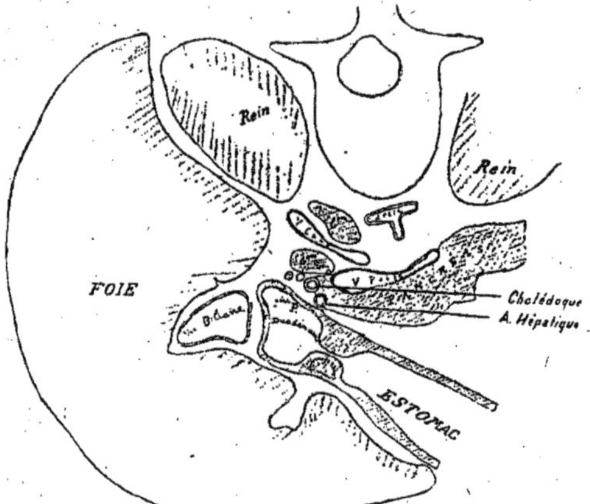

Fig. 3. — Coupe schématique de la cavité abdominale, destinée à montrer la profondeur à laquelle on opère (d'après Quénu).

lui qu'on sectionnera le conduit, dans le sens de sa longueur et juste assez pour permettre d'extraire le calcul.

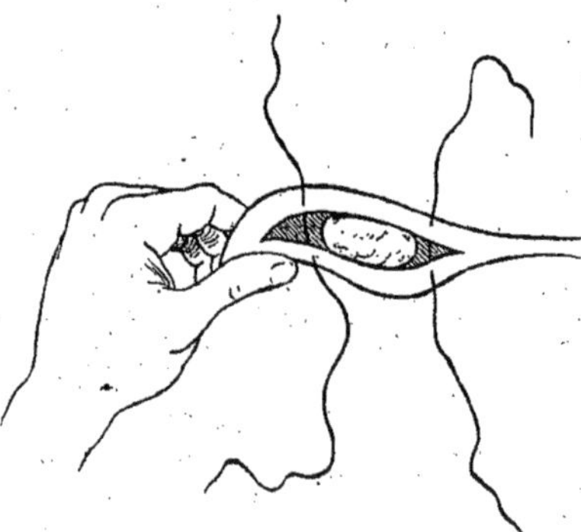

Fig. 4. — Incision du conduit avec points de suture premières, placés avant l'extraction du calcul, d'après le procédé d'Elliot.

Avant d'extraire le calcul, lorsque l'incision du conduit est faite Elliot profite de la présence du calcul dans le conduit pour placer à l'avance les fils destinés à la suture (*Fig.* 4). Ce chirurgien a pu dans un cas exécuter cette manœuvre de la façon suivante : il souleva entre le pouce et l'index de la main gauche le canal avec le calcul (*Fig.* 5) et le maintint ainsi soulevé ; il incisa ensuite le conduit sur le calcul qu'il laissa en place. Il passa alors avec une aiguille fine plusieurs points de suture séparés en se servant du calcul comme support. Tous les fils placés, en les écartant, il enleva le calcul et n'eut plus qu'à fermer les fils de suture.

Ce procédé ingénieux a l'inconvénient de n'être applicable que dans les cas où l'on a la certitude qu'il n'existe qu'un seul calcul, et cette certitude nous paraît difficile à acquérir, Il faut aussi que le calcul puisse être maintenu avec le doigt ou l'écarteur spécial : ce qui était impossible dans les deux cas que nous avons observés.

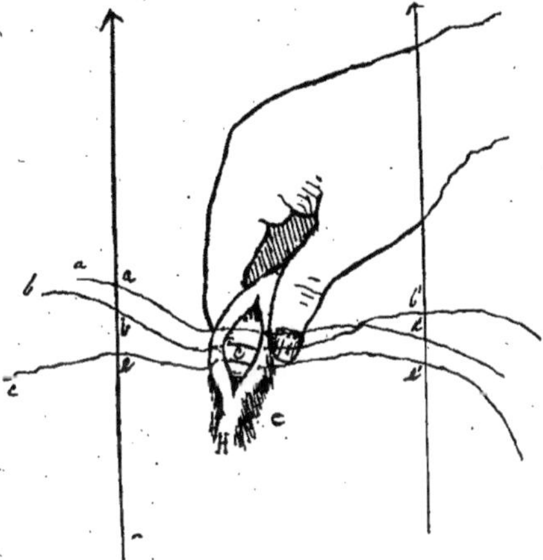

Fig. 5. — Canal hépatique pincé entre le pouce et l'index de la main gauche (Elliot).

On peut, comme le fait Pantaloni, donner au procédé d'Elliot le nom de procédé à *sutures premières*, réservant celui de procédé à *sutures dernières* à la suture du canal comme on la pratique ordinairement, c'est-à-dire après l'extraction des calculs et l'exploration méticuleuse des voies biliaires par le toucher intra-péritonéal et par des cathété-rismes intra-canaliculaires.

Pour faire la suture du conduit, nous employons un petit instru-ment analogue au petit marteau de Halsted (*Fig.* 6) ; ou bien nous faisons la suture avec une simple aiguille courbe et petite. Nous avons, dans notre cas, fait une suture en surjet. Cette suture nous a bien réussi. Nous y avons déjà eu recours avec succès dans plusieurs cas de cho-lédocotomie. Nous employons un fil de chanvre très fin comme pour les sutures de l'intestin.

La plupart des auteurs ont recours à des points de suture séparés. Cette manière de faire aurait l'avantage de permettre de placer tous les points de suture avant de les fermer, mais cet avantage est illusoire. Lorsque le premier point de surjet est fermé, en exerçant une faible traction sur le fil, on amène au contact les deux bords de l'incision et l'aiguille peut être facilement passée à travers.

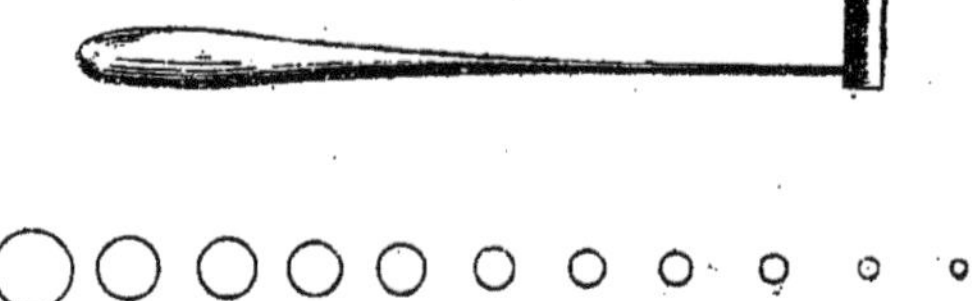

Fig. 6. — Marteau à suture des petits conduits de Halsted.

La suture du conduit ne nous a pas paru difficile à réaliser et nous en restons partisan, à la condition qu'on puisse, comme chez notre malade, pratiquer un drainage efficace par les voies biliaires accessoires. Sans cela nous pensons qu'il vaudra mieux recourir au drainage de l'hépatique en utilisant l'incision faite au canal hépatique pour y introduire un drain. Cabot, au dire de Pantaloni, serait le premier chirurgien qui ait eu recours au drainage direct de l'hépatique en 1892. Nous avons vu plus haut tout le parti qu'on peut tirer de ce drainage, de telle sorte que nous n'hésiterions pas à y avoir recours si la suture nous paraissait présenter des dangers ou même si son exécution semblait devoir être difficile.

OBSERVATION IV (Czerny (1). — *Calcul de l'hépatique. Infection des voies biliaires. Hépaticotomie. Cholécystotomie. Mort par péritonite.* — A. H..., âgé de soixante-trois ans, tombe malade pour la première fois en l'année 1878; puis en 1879, il souffre sans doute d'une inflammation du cæcum qui dura environ cinq semaines. Il eut deux récidives dans la même année qui ne durèrent que de sept à quatorze jours. Au printemps de 1879, trois nouvelles récidives qui forcèrent le malade à garder le lit quatorze mois durant, avec des douleurs dans la région du cæcum, du météorisme et de la constipation. Depuis ce moment, soi-disant, aux moindres refroidissements, le malade éprouve des douleurs dans l'intestin, mais sans diarrhée ni coliques violentes (sauf deux fois seulement) avec engouement. Pendant l'été de l'année 1891, à la suite d'un écart survenu dans son régime, le malade éprouve sa première attaque de colique biliaire : douleurs et sensations douloureuses au toucher dans la région du foie; douleurs de l'estomac; léger

(1) Obs. *in* PETERSEN. — *Beitr. z. klin. Chir.,* Tübingen, 1899, p. 756, obs. XLIX.

ictère qui ne dure que quelques jours seulement. Dans l'hiver de 1891, deuxième attaque avec frisson et fièvre. Dans les selles, on aurait trouvé soi-disant des débris de calculs biliaires.

Malgré un régime, et la cure de Carlsbad (1892 à 1895), il survient toujours des coliques plus fréquentes, lesquelles se reproduisent dans ces dernières années tous les quatorze jours. Réelle aggravation depuis le mois d'octobre 1894 à la suite de l'application de la méthode de Durande. Depuis ce moment, les crises se reproduisent tous les huit jours; de plus, le météorisme devient plus intense; les vomissements se succèdent plus ou moins fréquemment; le poids du malade a diminué de 22 livres. Le traitement par les lavements d'huile ne procurait qu'un soulagement passager.

Etat du malade le 19 juillet 1895. — Ictère manifeste. L'abdomen est gonflé et présente du météorisme. L'estomac est flatulent et un peu dilaté. Sensibilité douloureuse à la pression, circonscrite à la région iléo-cæcale; gargouillement; toutefois, il n'existe aucune résistance anormale et l'on ne saurait affirmer l'existence d'une production néoplasique. La matité hépatique s'étend du bord inférieur de la 6e côte jusqu'à 3 centimètres au-dessous de la dernière côte. La palpation est rendue plus difficile par le météorisme; toutefois, il paraît exister près du bord externe du muscle grand droit de l'abdomen du côté droit, un point de résistance plus considérable qu'ailleurs, douloureux à la pression et quelque peu situé au-dessous du bord (vésicule biliaire? ou lobe hépatique en forme de langue?). L'urine présente la réaction très nette de la substance colorante de la bile.

Diagnostic clinique : Cholélithiase. Cholécystite chronique. Péricholécystite.

Opération le 22 juillet 1895, par M. le professeur Czerny. — Une incision verticale faite à travers le muscle grand droit de l'abdomen, nous fait tomber immédiatement sur le lobe droit du foie, qui a la forme d'une languette et est un peu hypertrophié, et sur la vésicule biliaire qui est librement dilatée. Le tissu hépatique environnant offrait toutes les apparences d'un tissu cicatriciel rétracté et offrant sur sa face supérieure des tractus réticulés très denses de tissu conjonctif. La *ponction de la vésicule biliaire* permit d'évacuer 100 grammes environ de bile légèrement liquide et de couleur jaune clair. Ensuite la vésicule biliaire s'affaissa grâce à la ponction; mais on ne put y démontrer la présence d'*aucun calcul.*

Puis les pseudo-membranes, qui reliaient la face inférieure de la vésicule biliaire avec le côlon transverse, furent détachées en partie en les excisant, et en partie avec les ciseaux.

On sentit alors dans le voisinage du duodénum, dans le canal cholédoque, un corps dur, de la grosseur d'une noisette. Le canal cholédoque, qui était à peu près *gros comme le petit doigt*, fut disséqué librement avec une longue pince, fut fixé avec des fils et incisé avec un bistouri pointu (on reconnut plus tard que c'était le *canal hépatique*).

Cette incision provoqua l'écoulement dans la plaie d'une grande quantité de bile.

On essuya légèrement la plaie avec de la gaze stérilisée ; les deux bords de l'incision furent fixés avec des fils (*fils fixateurs*); et la plaie fut élargie en haut et en bas avec un bistouri boutonné, afin de pouvoir extraire le calcul avec la pince. En outre, dans l'espèce de niche que le calcul s'était fait, on gratta encore des fragments de calcul mêlés à de la boue formée par la matière colorante de la bile, et qui avait une coloration brun jaunâtre. Puis le canal (*hépatique*) fut fermé avec des fils noués isolément et, en outre, avec trois sutures entortillées; enfin, pendant le sondage, le cholédoque avait paru très dilaté dans tous les sens. La vésicule biliaire fut suturée à la plaie abdominale dans l'angle supérieur de cette plaie; puis elle fut ouverte et *drainée* avec un drain. On draina également, mais avec une mèche de gaze iodoformée, la région de la suture du canal cholédoque (*hépatique*); et la plaie abdominale fut fermée.

Le calcul extrait mesure 2 cent. 5 + 1,8 + 1,5 centimètres ; et il se composait d'un noyau plus dur et d'une couche molle (brun jaunâtre) de cholestérine; sa face supérieure est assez unie.

Suites opératoires. — Tout d'abord l'état du malade redevint bon immédiatement après l'opération. Il n'y a plus de vomissements. Le 23 juillet, le pansement est fortement imprégné de bile. La faiblesse du malade s'accroît; pouls petit = 130 ; météorisme; langue chargée.

Le soir, le malade entre rapidement dans le collapsus. De la plaie abdominale, et indépendamment de la vésicule biliaire, s'écoule une grande quantité de bile. Mort à onze heures du soir.

Autopsie faite le 25 juillet. — On trouve de la *péritonite* fibrineuse avec un amas de bile dans la cavité abdominale. On trouve la suture du canal hépatique immédiatement en avant de son abouchement avec le cystique; mais *un point de cette suture a lâché.* La vésicule biliaire est suturée à la paroi abdominale. *Suppuration* qui remplit considérablement les *voies biliaires intra-hépatiques. Périangiocholite fibrineuse du foie. Tumeur de la rate. Kyste rénal* situé au pôle inférieur du rein droit. *Foyer gangreneux des poumons.* Artériosclérose et athérome. Oblitération de l'appendice vermiforme.

Remarques. — La mort était due par conséquent à l'*insuffisance de la suture du canal hépatique* et à la submersion du péritoine par la bile, qui certainement, dans ce cas, était excessivement infectieuse. Dans des cas semblables, on devrait, ajoute Czerny, tenter aujourd'hui le *drainage du canal hépatique.*

On n'avait pas fait le diagnostic du siège du calcul dans le canal hépatique ou dans le cholédoque, parce que l'ictère avait été de courte durée, et n'avait pas été très accentué. Même l'opération ne permit pas d'affirmer d'une façon certaine que les crises étaient significatives de la pérityphlite qui existait déjà, ou bien des symptômes de la cholélithiase. Dans tous les cas, les fortes modifications de l'appendice vermiforme faisaient défaut.

OBSERVATION V (Personnelle, résumée) (I). — *Hépaticostomie pour calculs. Extraction de deux calculs du canal hépatique. Suture du canal et drainage par les voies biliaires accessoires. Guérison.* — Femme de 41 ans; souffre de coliques hépatiques depuis 1890. Depuis 2 mois elle souffre davantage, ne peut plus rien digérer, même le lait, et fait fréquemment des poussées d'ictère.

Opération le 4 février 1903. Le ventre ouvert sur le bord du droit, je trouve la vésicule enfouie sous des adhérences. Elle porte des traces d'une rupture ancienne et je trouve un petit calcul au milieu des adhérences. L'exploration du cholédoque et de la vésicule que je sectionne de proche en proche ne me fait découvrir aucun calcul, mais au-dessus du carrefour des voies biliaires, sous le foie, je sens un calcul qui me paraît légèrement mobile. Ce calcul est situé dans le canal hépatique qui est augmenté de volume. J'incise le canal sur le calcul que je réussis à extraire avec une pince, puis au-dessus je trouve un nouveau calcul beaucoup plus malaisé à avoir. Je réussis néanmoins à l'extraire. Ces deux calculs étaient situés dans une sorte de dilatation ampullaire du canal hépatique. Rien n'eût été plus facile d'établir en cet endroit un drainage du canal hépatique, mais la petite plaie pratiquée au canal paraissait relativement facile à suturer. Je pratiquai donc cette suture avec un fil de chanvre très fin.

Les calculs arrondis mesuraient l'un 13 millimètres, l'autre un peu moins; rien à signaler dans les suites opératoires ; la malade était guérie sans fistule au bout de trois semaines.

OBSERVATION VI (Résumée) (Mériel) (2). — *Calcul de l'hépatique et infection biliaire. Hépaticotomie et drainage de l'hépatique. Mort.* — Homme de 40 ans, ictérique, présentant un foie volumineux et ayant eu plusieurs crises de coliques hépatiques ; fièvre depuis deux jours.

L'opération fut pratiquée le 20 avril 1903. La vésicule est ramollie et se laisse déchirer; elle ne contient pas de calculs; l'exploration permet de sentir un calcul dans l'hépatique sous le hile du foie. En soulevant et refoulant l'organe, on put fixer le calcul avec l'index gauche et pratiquer sur ce calcul une petite incision par où il fut facile de le saisir et de l'extraire. On ne fit pas de suture. Mais on introduisit un drain dans le canal hépatique par l'incision.

Le malade mourut le cinquième jour de congestion pulmonaire et à l'autopsie, on put vérifier que la section avait bien porté sur le canal hépatique.

(1) Publiée *in extenso*, in *Arch. prov. de Chir.*, 1903, avril, n° 4,
(2) MÉRIEL. — *Arch. prov. de Chir.*, 1903, X, 637-641,

B. Méthodes d'exception. — Nous allons étudier ici quelques opérations pratiquées sur le canal hépatique énormément dilaté ou distendu par des calculs.

Dans ces cas rares, il y a presque toujours méprise; et ce n'est qu'ultérieurement ou à l'autopsie que l'on a reconnu que la lésion avait pour siège le canal hépatique.

Il n'est pas étonnant par conséquent que l'on ne puisse de ces quelques faits, fort disparates, tirer une conclusion d'ensemble au sujet du manuel opératoire à suivre. Ce qui importe surtout, c'est de connaître les lésions, de savoir, le cas échéant, s'y reconnaître, afin de ne pas commettre les erreurs et les fautes déjà commises.

En effet, lorsqu'on se trouve devant une dilatation considérable du canal hépatique dont la paroi dilatée émerge au milieu de fausses membranes ou à travers le parenchyme du foie, on a une tendance à prendre cette dilatation pour la vésicule biliaire elle-même et à pratiquer une simple anastomose à la peau, faisant alors une *hépaticostomie* au lieu d'une *cholécystostomie*. Or, la cause de la dilatation de l'hépatique réside le plus souvent dans le cholédoque, de telle sorte que l'opération indiquée était tout autre que celle qui a été pratiquée.

Ce sont cependant ces erreurs qui ont été le point de départ des recherches qui ont été faites sur la chirurgie du canal hépatique. C'est de leur étude qu'est résultée une notion plus exacte des faits anatomo-pathologiques qui pouvaient se présenter.

Nous allons étudier successivement l'hépaticostomie et l'hépatico-entérostomie.

1° *Hépaticostomie.* — On donne le nom d'hépaticostomie à l'abouchement du canal hépatique à la peau.

Cet abouchement peut porter sur le canal lui-même ou sur une de ses branches.

Cet abouchement peut se faire par la voie trans-hépatique ou par la voie sous-hépatique.

Comme tous les abouchements il nécessite une incision du conduit, puis la suture de cette incision à la peau.

a) *Hépaticostomie trans-hépatique.* — Cette opération a été exécutée la première fois en 1888 par Thornton (1), qui ouvrit à travers le parenchyme hépatique une cavité remplie de calculs biliaires (412). Cette cavité communiquait avec le cholédoque d'où il put extraire

---

(1) Obs. citée par M. BAUDOUIN. — *Loc. cit.*, p. 96.

un calcul. Les calculs étaient recouverts par une couche d'environ 15 millimètres de tissu hépatique.

La difficulté, dans des cas analogues à celui de Thornton, est de trouver le siège des calculs. On devra tenir compte de la moindre bosselure du foie, du changement de coloration hépatique. Nous avons pu ainsi, dans un cas de perforation de la vésicule dans le parenchyme du foie, découvrir un abcès enkysté qui contenait des calculs provenant de la vésicule.

On connaît un autre cas d'hépaticostomie dû à Mayo Robson (1) et un troisième de Chapmann (2), relaté dans le livre de Pantaloni. Dans ce dernier cas, l'hépaticostomie fut pratiquée en deux temps (*Fig.* 7).

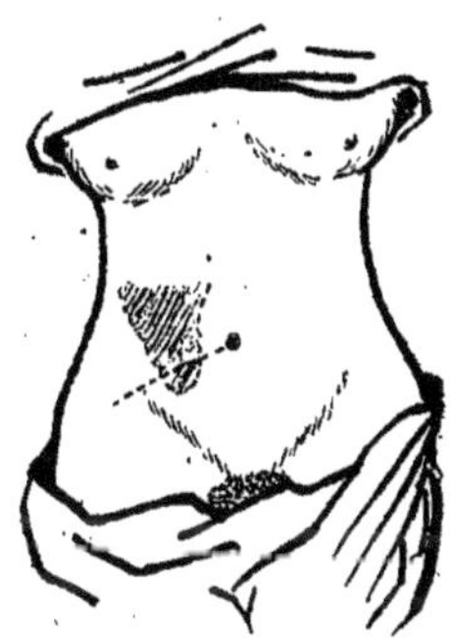

Fig. 7. — Hépaticostomie (Cas de Chapmann). Ligne d'incision de l'abdomen et lobe droit du foie, vu par transparence.

D'après ces observations, voici quelles sont les règles à suivre pour ouvrir à travers le foie et fixer à la peau le canal hépatique dilaté.

Lorsqu'on aura reconnu le siège de la dilatation et *qu'on se sera assuré de la perméabilité du cholédoque*, on extériorisera au moyen de sutures, entre le péritoine pariétal décollé et la capsule de Glisson, la portion du foie qui devra être incisée.

Lorsque le péritoine sera fermé, on pratiquera l'incision, soit au bistouri, soit au thermo-cautère. On aura ainsi fait une hépaticostomie trans-hépatique à *fixation première*. C'est toujours ainsi que l'on devra procéder quand ce sera possible.

Dans le cas contraire, qui sera le plus fréquent, si la dilatation ne peut être reconnue exactement et s'il reste des doutes sur la perméabilité du cholédoque, on fera une *fixation dernière*, c'est-à-dire qu'on n'extériorisera l'ouverture de l'hépatique qu'à la fin de l'opération, quand l'incision de la dilatation sera faite.

Lorsque la poche sera ouverte, on évacuera son contenu avec les plus grandes précautions. On lavera à grande eau la cavité pour entraîner tous les petits calculs qui pourraient être restés, puis on cherchera avec le plus grand soin les connexions de la poche avec les voies biliaires, car toute dilatation du canal hépatique implique un obstacle en aval de la dilatation, de sorte que l'opération ne sera complète que lorsqu'on aura découvert et enlevé cet obstacle.

(1) MAYO ROBSON *in* M. BAUDOUIN. — *Loc. cit.*, p. 97.
(2) CHAPMANN *in* PANTALONI. — P. 346.

Quand la cavité sera évacuée, on introduira un gros tube à drainage dans son intérieur, puis on refermera la peau tout autour du drain, afin de favoriser autant que possible l'accolement et la réunion de l'incision hépatique.

Si la cavité contenait du pus ou du liquide septique, au lieu d'un drainage simple avec un tube, on emploierait une mèche stérilisée avec laquelle on tamponnerait la cavité.

Les poches que l'on peut être amené à ouvrir et à drainer par la voie trans-hépatique ne sont pas toujours formées par une dilatation du canal hépatique lui-même. La dilatation peut aussi porter sur une de ses branches.

Dans ce cas, l'opération serait menée comme précédemment. Du reste, ce ne sera souvent qu'au cours de l'opération que le siège de la dilatation pourra être fixé ou même seulement supposé, ainsi qu'on pourra s'en convaincre par la relation suivante d'un cas de Kaufmann par Courvoisier.

OBSERVATION VII (Kaufmann) (1). — *Opération probable sur une division du canal hépatique.* — Il s'agit d'une femme de cinquante-trois ans, qui tombe malade subitement au mois de juillet.

Il y eut ictère accompagné d'une fistule biliaire à l'ombilic. On fit le diagnostic d'obstruction du cholédoque et on intervint.

Après incision de la fistule, on pénètre à travers des masses indurées, dans le foie en suivant un canal de 8 centimètres dans lequel on ne rencontre aucun calcul.

Tamponnement de ce canal. Deux mois après, expulsion par l'anus d'un calcul biliaire de la grosseur d'une noisette.

C'est alors seulement qu'on voit disparaître l'ictère et la fistule se cicatriser.

Dans ce cas, il s'agissait probablement aussi d'un des deux conduits de subdivision du canal hépatique, et dans ce conduit, il pouvait parfaitement avoir existé un calcul avant l'opération ; de là, probablement, la rétention de la bile d'un des lobes du foie. Car, c'est là la seule explication possible de la coexistence de l'ictère et de l'écoulement de la bile par la fistule.

b) *Hépaticostomie sous-hépatique.* — Cette opération, indiquée théoriquement par M. Baudouin (2), a été pratiquée récemment par Nicolaysen, de Christiania (3).

Chez la malade, une enfant de huit ans, le canal hépatique était

---

1) *In* COURVOISIER (L. G.). — « Casuistich-statische Beiträge zur Pathologie und Chirurgie der Gallenwege ». Leipzig, F. C. W. Vogel, 1890, 8°, 375 p.
(2) M. BAUDOUIN. — *Loc. cit.*, p. 95.
(3) NICOLAYSEN. — *Nordiskt Med. Arch.*, Stockholm, 1899, X, H, 3.

énormément dilaté et formait sous le foie un kyste volumineux, de 17 centimètres de longueur sur 15 de largeur. Il fut ouvert en deux temps ; l'enfant mourut le jour de l'opération et l'autopsie fut pratiquée avec soin ; on reconnut que la dilatation portait sur le canal hépatique tout entier et sur une partie du cholédoque.

On ne trouva ni pierre ni tumeur pour expliquer cette dilatation.

Nous n'insisterons pas sur ce cas unique qui nous paraîtrait relever plutôt d'une hépatico-entérostomie que d'une hépaticostomie, ainsi que nous allons le voir au chapitre suivant.

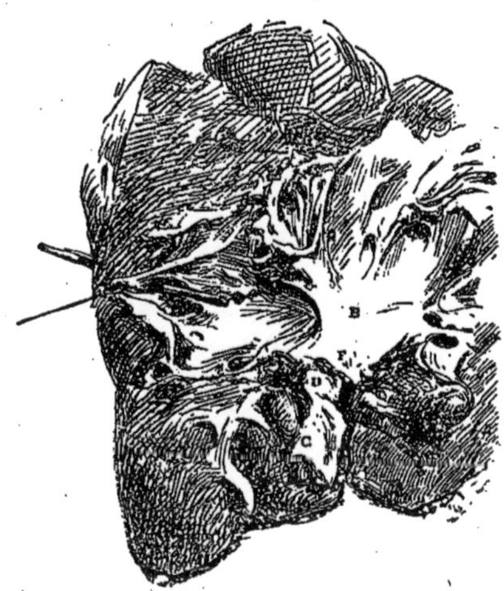

Fig. 8. — Dilatation des branches de l'hépatique, montrant la possibilité de l'*Hépatico-entérostomie.* — Légende : B, voies biliaires principales dilatées ; C, cholédoque ; D, orifice du cystique ; F, bande fibreuse causant le rétrécissement (Besançon).

2° *Hépatico-entérostomie.* — On donne le nom d'hépatico-entérostomie à l'abouchement du canal hépatique dilaté dans une partie de l'intestin.

Le canal hépatique, ainsi que nous venons de le voir dans le cas de Nicolaysen, peut acquérir un volume énorme.

Besançon (1) en avait déjà rapporté un cas probant à la Société anatomique, et, dans ce cas comme dans celui de Nicolaysen, il ne s'agissait ni de calcul, ni de tumeur, mais d'un rétrécissement du cholédoque (*Fig.* 8). L'opération se trouvait donc nettement indiquée.

Il n'est donc pas douteux qu'on pourra se trouver, dans des cas analogues, obligé de pratiquer cette anastomose.

L'opération ne présentera pas ici de difficulté spéciale, puisqu'on se trouvera en présence d'une grosse dilatation dans le voisinage immédiat du duodénum et de l'estomac (2).

(1) Besançon. — In *Bull. de la Soc. anat.*, 1893, février, n° 6.
(2) Au moment où nous corrigeons ces épreuves, nous apprenons que Kehr vient d'exécuter cette intervention par implantation directe.

Imprimerie de l'Institut de Bibliographie de Paris. — VII-1904. — N° 1558.

Contribution à la chirurgie du canal hépatique, d'après trois cas personnels et les travaux les plus récents, par H. Delagénière,...

http://gallica.bnf.fr/ark:/12148/bpt6k56281655

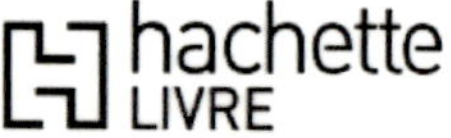
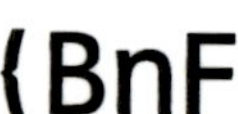
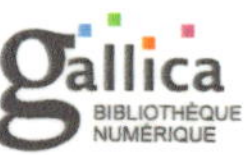